$T_{2}^{101}$

789

# COMMUNICATION

FAITE

## AU CONGRÈS INTERNATIONAL DE MÉDECINE

Paris, 2-9 Août 1900

(SECTION DE GYNÉCOLOGIE)

# RÉTRODÉVIATION

ET

# HYSTÉROPEXIE VAGINALE

Par le D' Camille FOURNIER

Chirurgien

Professeur a l'École de Médecine d'Amiens

AMIENS

IMPRIMERIE PICARDE, 71, RUE FRÉDÉRIC-PETIT

1900

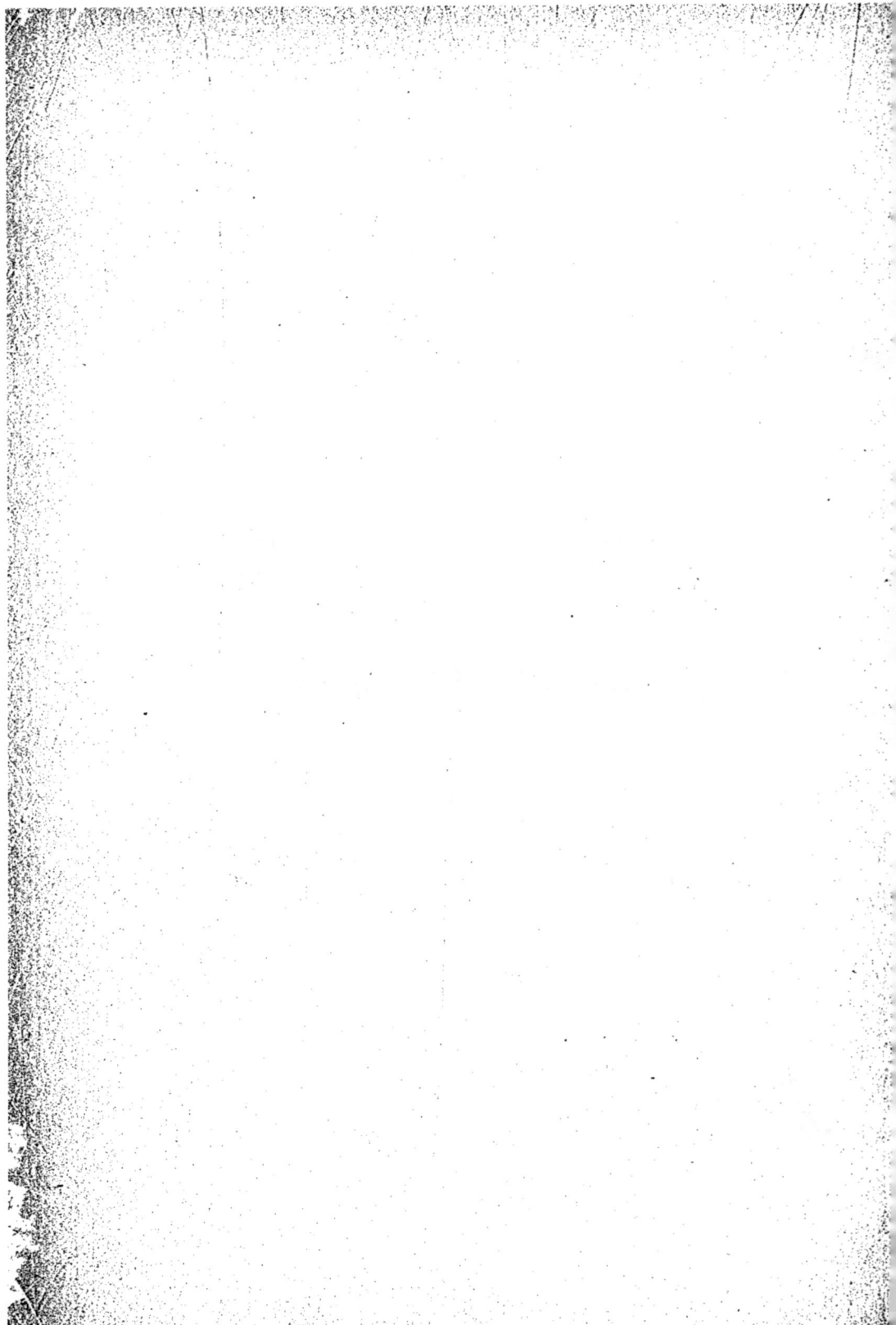

# COMMUNICATION

FAITE

## AU CONGRÈS INTERNATIONAL DE MÉDECINE

Paris, 2-9 Août 1900

(SECTION DE GYNÉCOLOGIE)

~~~~~~~~~~~~~

# RÉTRODÉVIATION

ET

# HYSTÉROPEXIE VAGINALE

Par le Dr CAMILLE FOURNIER

CHIRURGIEN

PROFESSEUR A L'ÉCOLE DE MÉDECINE D'AMIENS

————

AMIENS

IMPRIMERIE PICARDE, 71, RUE FRÉDÉRIC-PETIT

—

1900

# RÉTRODÉVIATIONS

## ET

# HYSTÉROPEXIE VAGINALE

Par le Dr Camille FOURNIER d'Amiens

*Professeur de Clinique Obstétricale et de Gynécologie*

---

Le travail que voici est destiné à signaler l'importance en Gynécologie des Rétrodéviations utérines et à préciser les indications de l'Hystéropexie vaginale : c'est le compte rendu de mon opinion personnelle, basée sur ma pratique de la Gynécologie.

## I. Rétrodéviations

Un quart des femmes, atteintes d'affections génitales, ont de la rétrodéviation de l'utérus. Ce déplacement de l'utérus est le plus dangereux qui se puisse rencontrer, car il détermine très souvent des complications inflammatoires graves, utéro-annexielles. Si les femmes qui en sont atteintes ne souffrent pas encore, on les néglige ; si elles souffrent peu, on leur applique des pessaires ; si elles souffrent trop, on enlève leurs organes. Telles sont les 3 phases par lesquelles elles passent consécutivement, telle est la thérapeutique surannée qu'on leur applique trop fréquemment. Indifférence, pessaires, hystérectomie, voilà les moyens trop souvent encore employés.

Permettez-moi de vous rappeler la marche de ces rétrodéviations :

Dans une première phase, pas de douleurs, l'utérus est mobile, la malade ignore souvent son affection. Cela peut durer des mois et des années, car il suffit qu'aucun germe nocif ne pénètre dans la cavité utérine. Malheureusement ces microbes, plus ou moins pathogènes, se rencontrent souvent et l'utérus renversé, plié à l'envers, devient pour eux un terrain si favorable qu'ils y cultivent volontiers ; si bien que la métrite nous apparaît comme la compagne presque obligée de ces sortes de déplacements. Le fond de l'organe se gonfle, la cavité s'agrandit, les sécrétions et le flux menstruel y stagnent ; le drainage naturel du conduit utéro-tubaire devient impossible. L'indifférence n'est plus de mise.

Dans la deuxième phase en effet le fond de l'utérus est douloureux, enflammé, la métrite n'est pas douteuse. Les souffrances apparaissent, surtout dans la marche, dans les efforts. Le rectum est comprimé, la constipation se montre. La malade se plaint et consulte. Guérir sa métrite ne suffira pas, il faut redresser son utérus et le maintenir réduit. S'il n'adhère pas encore à la paroi postérieure du bassin, on installera peut-être un pessaire, corps étranger qui irritera et enflammera davantage les voies génitales.

La troisième phase survient, indiquée par d'intolérables douleurs. La marche et les exercices journaliers sont devenus pénibles. La malade ne peut plus rien faire sans souffrir, c'est une infirme. Encore bien, lorsqu'elle ne devient pas neurasthénique, souffrante de l'esprit autant que du corps. Les annexes sont enflammées et endolories, plus ou moins prolabées ; l'utérus est adhérent sur le rectum. Maintenant tout est bon à enlever ; c'est l'hystérectomie.

Connaissez-vous en Gynécologie une affection, à part le
cancer, dont l'évolution soit plus fâcheuse que celle-ci? Les
tumeurs et les métrosalpingites gonococciques ne dépassent
pas en gravité la phase dernière de la Rétrodéviation (1).

C'est pourquoi j'insiste aujourd'hui sur la grande place
qu'il faut assigner aux Rétrodéviations dans le cadre de la
Gynécologie pratique. C'est pourquoi, convaincu de la
marche à peu près fatale de ce déplacement vers les pires
lésions annexielles, j'élimine de la thérapeutique que je
viens d'esquisser les procédés insuffisants, dangereux ou
excessifs : indifférence, pessaires, hystérectomie. C'est
pourquoi j'affirme *qu'il faut traiter la rétrodéviation tout
aussitôt qn'on la reconnaît* et prétends qu'il n'y a *qu'un
seul moyen, l'hystéropexie.*

## II. Hystéropexie vaginale

L'hystéropexie vaginale doit-elle être préférée à l'hystéropexie abdominale ? Je le crois.

Il faut une intervention qui soit à la fois bénigne, conservatrice et efficace : l'hystéropexie est tout cela, l'hystéropexie vaginale surtout.

Il est d'abord évident que si la rétrodéviation s'accom-
pagne de métrosalpingite double, nous pratiquons
l'hystérectomie. Mais précisément nous voulons éviter
cette ablation totale, et pour cela il nous suffit d'arriver à
temps, c'est-à-dire avant que les annexes soient malades
des deux côtés à la fois.

A la première phase, il pourra peut être suffire de sur-
veiller l'utérus mobile rétrodévié, pour n'agir qu'au
moment où quelque complication (métrite, adhérences) se
montrera. Mais dans la pratique courante, cette sur-
veillance sera très difficile, impossible souvent, on
risquera d'arriver trop tard. Et puisque l'intervention est

---

1 Voir Précis de Gynécologie pratique par le Dr C. Fournier, d'Amiens.
Paris (chez Baillière et fils), 1900.

bénigne, il vaut toujours mieux la pratiquer : on évitera de la sorte les phases ultérieures.

A la deuxième phase, le curetage est tout d'abord indiqué, puis l'hystéropexie. Ici comme dans le cas précédent, je préfère la voie vaginale, pour ne pas produire sur le ventre de vilaines cicatrices, surtout si l'hystéropexie abdominale venait à suppurer. Il y a en outre avantage à pratiquer, par la même voie vaginale, le curetage et la fixation, c'est plus simple.

Dans la troisième phase, si l'annexite est unilatérale, son ablation s'impose. En ce qui me concerne, si la salpingite est prolabée (observ. 7), je choisis la voie vaginale pour l'enlever et fixer l'utérus ensuite. Si au contraire, cas plus fréquents d'ailleurs, la salpingite est élevée ou volumineuse, je préfère la laparotomie qui me permet à la fois l'ovaro-salpigectomie et l'hystéropexie abdominale.

Je résume donc cette pratique, en disant que l'hystéropexie vaginale doit être faite :

1° Pour la rétrodéviation mobile, indolore, non compliquée ;

2° Pour la rétrodéviation peu adhérente, douloureuse, avec métrite ;

3° Pour la rétrodéviation immobile, douloureuse, avec métrite et annexite prolabée unilatérale, ou plus simplement :

*L'hystéropexie vaginale doit être faite dans toutes les rétrodéviations utérines, sans annexites.* L'hystéropexie abdominale sera réservée à la plupart des cas où il y a salpingo-ovarite unilatérale. La fixation vaginale me paraît donc le procédé thérapeutique le plus fréquemment indiqué.

Ainsi que le montrent les 14 observations que j'apporte, la vagino fixation est toujours *bénigne*. Elle est cependant *délicate* et ne peut être pratiquée que par des gynécologues de chirurgiens tout à fait rompus à ce genre d'opérations. Elle a l'avantage d'être *conservatrice*, elle évite l'hystérectomie dont sont menacées ces malades. Enfin elle me paraît très *efficace*, surtout si on a la précaution de dédoubler la cloison vésico-vaginale avant d'attacher l'utérus.

Je la pratique en 3 temps : dédoublement de la cloison en fermant 2 valves latérales ; décollement et refoulement de la vessie ; passage et ligature de fils de catgut transversaux dans la paroi antérieure de l'utérus, dans le 1/3 moyen de cette paroi. Dans tous les cas que j'ai opérés, c'est-à-dire dans les 14 observations qui suivent et dans d'autres que je ne donne pas ici (1) et qui sont au nombre de 6 (20 cas au total), les suites ont été très simples.

J'ai revu la plupart des opérées, elles ne souffrent plus et leur utérus reste en ante-flexion, mais il paraît moins abaissé qu'après l'opération. Je crois qu'il suffit que cet utérus ne retourne ni en rétro-version, ni en rétro-flexion. Au point de vue de la disparition des douleurs et de la reprise des occupations de la vie courante, je puis vous citer le cas de l'infirmière de mon service qui marche du matin au soir et n'a plus jamais souffert depuis dix-huit mois qu'elle est opérée. Deux de mes malades sont devenues enceintes, de 6 mois actuellement : l'utérus s'est redressé et la grossesse est normale jusqu'alors. Deux raisons me portent à croire que les grossesses ne doivent pas être plus mauvaises à la suite de la vagino fixation qu'à la suite de l'hystéropexie abdominale, et meilleures peut être même : c'est d'abord que la partie moyenne seule de la paroi antérieure de l'utérus est fixée, jamais le fond ; c'est ensuite qu'après cette fixation, l'organe tend par lui-même à remonter quelque peu. L'hystéropexie vaginale est encore ce qui imite le mieux la position normale de l'utérus, en ante-flexion, l'utérus restant en entier dans le bassin.

Dans l'évolution que subit sans cesse la chirurgie gynécologique, l'avenir me paraît être aux opérations conservatrices C'est à ce titre surtout que j'insiste sur la nécessité de pratiquer très tôt aux utérus rétrodéviés l'hystéropexie vaginale : le but définitif est de guérir sans sacrifier aucune organe.

(1) Depuis que ce travail est terminé, j'ai 6 nouvelles observations d'hystéropexie vaginale.

## OBSERVATION I

*Métrite Chronique. -- Rétroflexion utérine. -- Prolapsus ovarien droit. --- Curettage. --- Hystéropexie vaginale*

Angéline D..., 28 ans, giletière, réglée à 13 ans, irrégulièrement ; mariée à 23 ans, accouchée 9 mois plus tard, s'est levée au 5e jour de ses couches. Second accouchement à 26 ans, pénible et cependant malgré lequel, l'accouchée se lève le lendemain.

Depuis 6 mois, douleurs et fatigue qui se montrent dès que la malade fait aller sa machine à coudre ; irradiées à l'estomac, aux reins, ces douleurs ont leur maximum d'intensité dans le bas du ventre. Menstrues très abondantes, hémorrhagiques, entraînant l'amaigrissement et la pâleur des tissus. Leucorrhée jaunâtre, purulente. Constipation opiniâtre.

Utérus douloureux, surtout au niveau du fond, il a 0,08 cent., de long. L'ovaire et la trompe droits sont prolabés dans le cul-de-sac latéral droit et un peu douloureux. L'utérus est en rétro-version, le col derrière la symphyse, le fond un peu fléchi sur le col.

Le 12 janvier 1898, curettage. Huit jours après, hystéropexie vaginale antérieure avec 2 fils de catgut seulement et la section d'un coin sur la face antérieure de l'utérus. Suites très simples. — Revue en septembre, la malade ne souffre plus ; l'utérus est ramené en avant, mais encore rectiligne.

## OBSERVATION II

*Métrite. — Salpingite suppurée gauche. — Retrolatéro-flexion utérine gauche. — Curettage. — Ovaro-Salpingite gauche. — Hystéropexie vaginale.*

Louise B.., 17 ans. Antécédents héréditaires tuberculeux, fièvre typhoïde à 9 ans ; réglée à 12 ans 1|2. Accouchement normal à 16 ans 1|2 : lever au 8e jour des couches. Dernières

règles très abondantes. Apparition de douleurs dans le bas
du ventre. Leucorrhée.

L'utérus est augmenté de volume et son fond déborde
notablement le bord du pubis : sa cavité à 8 cent. 1|2 de
long. Le fond de l'organe est incliné en arrière et à gauche,
il est fort douloureux et comme œdématié dans le cul-de-
sac postérieur. Le col est hypertrophié, suintant, la lèvre
supérieure est le siège d'une ulcération. On perçoit dans
le cul-de-sac latéral gauche un empâtement très douloureux
renfermant la trompe et l'ovaire, un peu abaissés.

Le 28 janvier 1898, curettage. Après un repos prolongé,
les sensations des lésions précédemment indiquées étant
devenues plus nettes et plus faciles à préciser, je fais le
14 février une incision du cul-de-sac vaginal antérieur et
décolle la vessie de l'utérus. J'attire l'ovaire et la trompe
gauche suppurée et du volume d'une noix et l'extirpe entre
deux ligatures ; puis je pratique la suture au catgut de
l'utérus à la paroi vaginale décollée. — Revue le 30 septembre, la malade ne souffre plus ; l'utérus est resté bien
fléchi en avant.

## OBSERVATION III

*Métrite hémorrhagique - Rétroversion. - Cunéo-hystérectomie*
*insuffisante. — Hystéropexie vaginale*

Artémise D..., 27 ans, réglée normalement à 15 ans, a eu
une première grossesse à 22 ans, terminée par un accouchement laborieux ; elle s'est levée au 8° jour. Fausse-
couche de 2 mois à 24 ans : elle se lève au bout de 2 jours.
Apparition de douleurs siégeant dans le bas-ventre et les
reins, descendant dans la cuisse gauche ; impossibilité de
travailler et de marcher.

L'état général est assez médiocre : il existe une maigreur
considérable et une grande décoloration. des tissus, un
certain degré n'emphysème pulmonaire. Les annexes sont

saines, mais l'utérus, très sécrétant et sujet aux pertes sanguines, est enflammé et douloureux. Il est dévié, mais encore mobile : le col est sous la symphyse, le fond augmenté de volume, est tombé dans le Douglas et repose sur le rectum ; il n'y a pas de coudure au niveau de l'isthme, l'utérus est rectiligne, mais le fond de l'organe est porté tout à fait du côté droit.

Le 1er avril 1898, après curetage, cunéo-hystérectomie d'après le procédé de Follet de Lille, consistant à enlever un coin de la face antérieure de l'utérus et à souder par un fil en bourse le col au corps en formant un angle droit ; mais l'utérus n'est pas fixé au vagin. -- Suites simples.

En mai 1899, la malade se présente de nouveau à nous : elle a d'abondantes métrorrhagies et des poussées de congestion pulmonaire, l'utérus est douloureux, sa cavité a 8 cent. Un curetage en supprime les fongosités. Le col étant toujours fortement porté derrière la symphyse, l'utérus est plié sur lui-même en formant un angle obtu ouvert en avant, mais pour que la situation de cet organe soit normale il faut renouveler le fond et l'attacher à la paroi vaginale. Le 5 mai, je pratique l'hystéropexie vaginale. Suites normales.

Revue depuis lors, la malade va tout à fait bien. Elle est maintenant enceinte de 6 mois et se trouve mieux que jamais.

## OBSERVATION IV

### *Métrite hémorrhagique. -- Rétroflexion -- Curettage Hystéropexie vaginale*

Nelly L...., 17 ans, réglée à 15 ans, régulièrement, mais avec douleurs. Pendant 4 mois, disparition complète des règles et depuis 12 mois, pertes sanguines continuelles, faisant songer à une fausse-couche passée inaperçue ou à une perte hémorrhagique. Douleurs hypogastriques et lombaires violentes, qui forcent la malade à se reposer définitivement. Elle accuse en outre de très grandes difficultés

pour aller à la selle ; les pertes blanches alternent avec
les pertes rouges.

Le col de l'utérus est douloureux et un peu caché derrière
la symphyse pubienne, il est conoïde, mais un peu fendu
transversalement. Le cul-de-sac de Douglas est rempli par
une tumeur qui est le fond de l'utérus basculé sur le col, en
rétroflexion. Les annexes sont saines, mais le fond de
l'utérus, épaissi est un peu adhérent et très douloureux ; la
rétroflexion est au degré le plus avancé, cervico-corporelle.

Le 17 juin 1898, curettage et hystéropexie vaginale antérieure, au moyen d'un procédé non classique : cunéo-hystérectomie sur la face antérieure de l'utérus, catguts en bourse
et ligatures de ces catguts à la paroi vaginale antérieure
décollée de la vessie. Suites normales. Revue au bout de
2 mois, la malade présente un résultat bien acquis : l'ante-
flexion se maintient très bien.

## OBSERVATION V

*Métrite puerpérale. -- Rétroflexion adhérente. — Curettage.*
*Schrœder. — Hystéropexie vaginale*

L..., 26 ans, couturière, accouchée il y a 1 an, entrée
dans le service le 9 février 1899, pour des douleurs vives
dans le ventre a subi un curettage et un Schrœder, le col
de l'utérus étant fort déchiqueté par un accouchement antérieur. L'utérus béant était ouvert largement à l'infection. En
mars, la malade sort se trouvant mieux.

Elle était avertie de sa guérison très incomplète, car son
utérus est en rétrodéviation et adhérent au sacrum Rentrée
en décembre de la même année pour la réapparition des
douleurs à la marche, dans la région sacro coccygienne,
elle est examinée de nouveau.

Utérus de 7 cent., 1|2, renversé en arrière et fort élevé :
sa paroi postérieure adhère au sacrum à ce point qu'une
pince ne peut abaisser l'utérus. Toutefois il y a un peu de

flexion en arrière et surtout une rétro-position de l'utérus, porté en totalité contre le sacrum et soudé sur cet os. Annexes douteuses du côté gauche.

Le 22 décembre, hystéropexie vaginale. Je commence par ouvrir le cul-de-sac postérieur pour décoller la paroi postérieure de l'utérus soudé. Dès que l'utérus est mobilisable, je l'attire à la vulve, dédouble la paroi vaginale en 2 volets, puis sépare la vessie de l'utérus et passe les fils de catgut à la partie moyenne de l'organe pour le suturer à la paroi vaginale. Je laisse comme d'ordinaire 3 tampons : un dans l'utérus, un dans le cul-de-sac antérieur du vagin, un dans le cul-de-sac postérieur, -- Suites normales apyrétiques. -- Revue plus tard : aucune douleur.

## OBSERVATION VI

*Rétroflexion très accusée. — Hystéropexie vaginale*

Jeanne T..., 22 ans, a marché à 4 ans, réglée à 16 ans. Hystérique. Accouchée il y a 6 mois d'un enfant vivant en présentation de la face, que j'ai extrait par version podalique.

Depuis cet accouchement, constipation tenace, durant parfois 8 ou 10 jours. Douleurs dans la marche au niveau du rectum et du coccyx ; parfois ténesme vésical. Ainsi que la plupart des autres malades, cette personne s'est levée trop tôt après son accouchement, au 5ᵉ jour. Elle a eu en ce moment des douleurs pour uriner et les commémoratifs semblent faire remonter à cette époque les débuts de sa rétrodéviation.

En outre des douleurs et de la constipation, nous constatons de la leucorrhée abondante et purulente, un utérus abaissé et morbide, une rétro-flexion très accusée, cervico-corporelle, col et corps adossés l'un à l'autre ; le col est déchiqueté.

Le 30 mars 1899, hystéropexie suivant le procédé du Mackenrodt-Pichevin : 4 fils sont passés dans la paroi antérieure de l'utérus et dans la paroi vaginale dédoublée. Le

15 avril, la malade nous quitte complètement guérie de ses douleurs et de sa constipation.

Revue depuis lors et 6 mois plus tard, elle continue à avoir un bon état général. Elle ne souffre plus et va à la selle sans difficulté : elle travaille toute la journée sans inconvénient.

### OBSERVATION VII

*Avortement provoqué pour utérus grande en rétroflexion. Persistance de la rétroflexion. Hystéropexie vaginale. Nouvelle grossesse.*

Victoria P..., âgée de 31 ans, est entrée à la maternité le 28 janvier 1899 pour sa 6ᵉ grossesse, qui est de 2 mois 1|2 à 3 mois.

Réglée à 14 ans, elle a eu 5 grossesses antérieures normales : le 1ᵉʳ accouchement a occasionné une déchirure du périné non suturée ; à chacun d'entr'eux elle s'est levée au 5ᵉ ou 6ᵉ jour.

Les dernières règles sont apparues le 1ᵉʳ novembre 1898. Vers le 15 décembre, la malade commence à souffrir : vomissements plus douloureux et plus fréquents qu'aux grossesses précédentes, leucorrhée abondante, constipation opiniâtre ; miction douloureuse et intolérable ; endolorissement du ventre. Elle est obligé de s'aliter presque constamment. Le 24 janvier, la malade éprouve de très grandes douleurs pour uriner et appelle M. Fournier qui diagnostique une grossesse de 2 mois 1|2 dans un utérus en rétroflexion : l'utérus a le volume d'une orange, il est penché du côté droit et très en arrière. Le col descend très près de la vulve et est caché derrière le pubis, d'où la difficulté des mictions.

L'état général devient mauvais : amaigrissement, pouls 100 ; température 37°5, anorexie, douleurs, faiblesse très grande. Avortement provoqué au moyen d'une sonde introduite dans l'utérus. Le 29 janvier, expulsion d'un fœtus long de 11 cent., pesant 40 grammes et d'une délivrance de 80 grammes. Sortie de la malade au bout de 12 jours.

Rentrée chez elle, elle souffre dès qu'elle se lève : la constipation est opiniâtre, mais les règles redeviennent régulières. Les douleurs qui siègent aux reins et dans le rectum amènent la malade à entrer en gynécologie, en mai 1899.

Nous constatons un léger prolapsus utérin, le col caché derrière le pubis, l'utérus formant tumeur dans le cul-de-sac vaginal postérieur, plié en arrière, à angle droit sur le col. La rétro flexion a donc persisté après l'avortement et fait souffrir.

Le 6 juin 1899, hystéropexie vaginale. - Suites normales La malade sort en bon état au bout de 15 jours : Son utérus en anteflexion, un peu plus coudé que normalement, fixé au vagin. Créée par les grossesses et accouchements, la rétrodéviation a nécessité l'avortement, elle a persisté et n'est disparue que grâce à l'hystéropexie.

En mars 1900, la même personne est revue : elle est enceinte de 2 mois ; son utérus s'élève au-dessus du pubis -et ne la fait pas souffrir ; le col est un peu plié sur le corps en formant une concavité antérieure, et au niveau de cette concavité le doigt sent encore les adhérences provoquées par l'hystéropexie. Pendant les mois suivants, l'état général est aussi bon que possible.

## OBSERVATION VIII

*Métrite, ulcération du col. — Rétroflexion. — Curetage Schrœder. — Hystéropexie-vaginale.*

M<sup>me</sup> L..., 26 ans mariée depuis 2 ans, accouchée, il y a un an, d'un enfant vivant, vient me trouver parce qu'elle souffre de douleurs lombaires et d'une constipation tenace ; elle se plaint également de leucorrhée abondante et de quelques irrégularités menstruelles. L'état général est bon.

L'examen révèle un utérus douloureux, un col ulcéré, gros, suintant, ectropion, un utérus dévié en arrière, de telle sorte que le fond repose sur le rectum et que le doigt vaginal le rencontre très tuméfié dans le Douglas, où la douleur est excessive, à ce point qu'on cherche s'il ne s'agit pas d'une salpingite prolabée, Toutefois les annexes sont en situation normale, un peu douloureuses du côté droit. Le diagnostic est métrite, ulcération du col, retroflexion peu adérente.

Le 15 mars 1898, M. Fournier pratique dans la même séance un curetage, un Schrœder et l'hysteropexie vaginale, en dédoublant très peu la cloison vesico-vaginale. Les suites de l'intervention sont simples. La malade, revue en 1900, ne se plaint plus que de leucorrhée, mais marche et s'occupe de sa besogne habituelle sans éprouver de douleurs.

## OBSERVATION IX

*Métrite. - Rétroversion. - Curetage. - Hystéropexie vaginale.*

Berthe L...., 20 ans, réglée à 12 ans, accouchée à 17 ans, la 1re fois, s'est levée au bout de 4 jours ; accouchée de nouveau à 18 ans, s'est levée au 3e jour. La 3e grossesse se termine par une fausse couche et entraîne de longues hémorrhagies vers le 4e mois de son évolution.

Elle nous consulte, parce qu'elle ne peut plus marcher, ni gagner son existence ; elle souffre constamment dans le bas ventre et dans les reins. A l'examen, nous lui trouvons l'utérus enflammé et douloureux, les annexes saines ; il y a une rétroversion très accusée, le fond de l'organe étant très incliné en arrière, le col porté en avant ; il existe en outre quelques adhérences.

Le 27 octobre 1899, curetage, puis hystéropexie vaginale. Les catguts sont difficiles à passer dans la paroi utérine qui s'abaisse difficilement, par suite de l'extrême friabilité de l'organe. Pour ce même motif, cette paroi antérieure utérine est fort dilacérée en plusieurs endroits. Néanmoins je parviens à fixer avec beaucoup de peine l'utérus à la paroi vaginale et j'estime que j'ai pratiqué une opération pénible, en déchirant beaucoup le tissu utérin. Suites néanmoins normales.

Cette opérée est infirmière dans mon service : je la vois tous les jours, elle n'a jamais souffert depuis cette opération et se déclare parfaitement guérie : la situation de ses organes est tout à fait normale maintenant. La profession qu'elle exerce est fort pénible, puis qu'elle reste debout toute la journée, et travaille énormément. Quoique l'opération ait paru à la fois moins facile et moins bonne chez elle que chez les autres, le résultat est tout à fait satisfaisant.

## OBSERVATION X

*Rétroversion utérine adhérente. — Hystéropexie vaginale.*

Berthe H:.., 36 ans, a marché à l'âge de 3 ans, a eu ses premières règles à 11 ans et depuis lors régulièrement pendant 5 à 6 jours chaque fois. Première grossesse à 19 ans, accouchement à 7 mois ; l'enfant meurt à 6 semaines. Seconde grossesse à 21 ans, accouchement à terme d'un enfant qui meurt au bout de 18 mois. Troisième grossesse à 26 ans, accouchement à 8 mois, d'un enfant qui meurt 15 jours après. L'accouchée reste au lit pendant 3 mois avec de la fièvre, des douleurs abdominales intenses, du ballonnement du ventre et quelques vomissements, qui prouvent une pelvi péritonite apparue à cette époque. Quatrième grossesse à 35 ans, accouchement à 8 mois d'un enfant mort au bout de 25 jours, il y a un an.

Depuis 4 à 5 ans, la malade a toujours souffert du ventre au moment des règles, puis pendant une quinzaine de ours chaque mois : les règles duraient fort longtemps, sous forme d'un écoulement sanguin peu abondant, auquel faisait suite une leucorrhée abondante. La douleur siège surtout à gauche depuis 1 an, sur une ligne allant de l'épine iliaque antéro-supérieure à l'ombilic. La malade ne peut plus marcher et souffre de constipation.

Nous constatons un col très déchiré, un utérus adhérent en arrière, sensible au ballottement qui est du reste peu facile à produire, en raison des adhérences ; il est difficile de saisir l'utérus accolé au sacrum. Les annnexes sont volumineuses, mais peu sensibles.

Le 2 novembre 1899, hystéropexie vaginale, en décollant la vessie de l'utérus, après dédoublement de la cloison vésico vaginale L'utérus est amené difficilement au moyen des fils de catgut et de pinces tire balle. Néanmoins ses adhérences sont détruites et les fils noués à la paroi vaginale. Suites normales.

## OBSERVATION XI

*Métrite. — Retroversion. — Curetage.*
*Hystéropexie vaginale. — Emmet sur le col.*

Adeline G..., 29 ans, réglée à 13 ans, s'est mariée à 27 ans et est accouchée à terme à 28 ans, il y a un an à peine. Au mois de juillet dernier 1899, elle a commencé à se plaindre de douleurs occupant la région lombaires et le bas ventre ; elle avait une leucorrhée assez abondante. La défécation est douloureuse, dans le moment où le bol fécal franchit l'ampoule du rectum, sur laquelle appuie l'utérus ; la miction est moins douloureuse. Il existe une constipation opiniâtre

L'utérus est gros, il a 8 centimètres de cavité ; il est douloureux au palper bi-manuel, accolé à la paroi postérieure du bassin, sur le rectum qu'il comprime. Il y a une rétroposition, plutôt qu'une rétroversion, c'est-à-dire que l'utérus en totalité, corps et col, est reporté en arrière où le fixent quelques adhérences. Il est le siège d'une métrite.

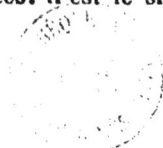

Le col est déchiré à gauche, sur une longueur de 2 centimètres.

L'état général est celui d'une névropathe : il y a des crises d'hystérie qui reviennent deux fois par jour.

Le 26 janvier 1900, curettage. — Le 9 février, hystéropexie vaginale et opération d'Emmet sur la commissure gauche. L'hystéropexie guérit rapidement mais l'Emmet ayant manqué est recommencé au bout de 15 jours, sans anesthésie.

Quand la malade nous quitte, elle ne souffre plus et, fait curieux, les crises de nerfs sont totalement disparues.

### OBSERVATION XII

*Métrite. — Rétroflexion utérine.    Salpingo ovarite gauche.
Hystéropexie vaginale. — Ovaro-Salpingectomie.*

Louise D..., 42 ans, réglée à 12 ans et demi, a eu 5 grossesses et 2 fausses couches. Le dernier avortement remonte à onze ans. Depuis lors, elle a souffert dans le bas ventre et ne s'est jamais remise complètement : elle éprouve des malaises généraux très fréquents.

Depuis 1 an, les douleurs se sont localisées à gauche, au-dessus du pli de l'âine. C'est même ce point douloureux, dont la persistance ne lui laisse aucun répit, qui nous l'amène à la consultation. Il y a dans la région coccygienne une douleur également fréquente et tenace. La leucorrhée a toujours été abondante. Des métrorrhagies ont nécessité un séjour à l'hôpital, il y a quelques mois. Elle souffre en outre d'une constipation opiniâtre.

L'utérus est rétrodévié, un peu fléchi en arrière sur le col, légèrement adhérent et en partie mobilisable, doulou·reux au palper. Les annexes gauches sont volumineuses et très sensibles, descendues dans le cul de sac latéral du même côté.

Le 16 mars 1900, colpotomie antérieure après dissection

de deux valves vaginales ; l'utérus est difficilement abaissé, ainsi que la trompe et l'ovaire gauche, qui sont pédiculisés et enlevés après ligature au catgut. Des fils passés dans l'utérus l'abaissent et le fixent à la paroi vaginale. La trompe enlevée est moniliforme, volumineuse et déformée, l'ovaire kystique ; il y a un peu de pus.

Suites normales, sauf pendant 2 jours où la température atteint 38° 2. Disparition des douleurs dans la suite.

### OBSERVATION XIII

*Métrite hémorrhagique. — Rétrodéviation. — Poussée de péri-metro salpingite. - Curettage. - Hystéropexie vaginale*

Marie B . , 23 ans, réglée à 18 ans, accouchée normalement à l'âge de 20 ans, a eu des hémorrhagies à la fin de l'année 1899, sans douleurs aucunes. Examinée dans le service, elle a été trouvée atteinte d'une rétroversion, mais est sortie au bout de peu de temps, sans avoir pu être soignée.

Il y a 2 mois, apparition de douleurs dans le bas-ventre, dans la marche, malgré l'absence de dysménorrhée et de leucorrhée. Mais il y a 3 semaines, les douleurs sont devenues intolérables, s'irradiant dans la région lombaire, les métrorrhagies se sont répétées, le sommeil a disparu complètement et la malade est entrée dans un service de médecine, d'où elle est sortie 2 jours après pour entrer en gynécologie.

Quoique présentant les apparences de la santé, la malade a un peu maigri et souffre beaucoup dans le bas-ventre. L'utérus est douloureux et en rétrodéviation ; les culs de sac sont empâtés, les annexes douloureuses, impossibles à délimiter par suite de leur sensibilité extrême et de la défense musculaire de la paroi abdominale Il y a rétroversion et péri-metro salpingite, une poussée inflammatoire récente. Désinfection et repos.

Le 16 mars, curettage. Le 23 mars, hystéropexie vaginale par le procédé de Richelot, simple décollement de la vessie et sutures de l'utérus à la lèvre supérieure de la paroi vaginale. Suites normales ; mais l'utérus ne paraît pas très solidement fixé par le procédé employé ici pour l'unique fois.

## OBSERVATION XIV

*Métrite. — Rétro-latéro-version. — Curettage.
Hytéropexie vaginale.*

Eugénie M..., 27 ans, réglée à 13 ans, mariée il y a 3 ans, n'a jamais eu d'enfants.

Les douleurs sont apparues au bout de 3 mois de mariage, se localisant surtout du côté droit ; il y avait une leucorrhée abondante. Tantôt la menstruation était douloureuse, tantôt elle amenait un véritable soulagement. Ce n'est qu'à la suite d'un travail pénible que la malade était obligée de se mettre en repos. La constipation devenait opiniâtre, et ne cédait à aucun moyen.

Il y a 3 mois, la malade est obligée de quitter son travail et de se mettre au repos absolu, car les douleurs dans le bas-ventre et les reins deviennent insupportables ; l'appétit diminue, il survient de l'amaigrissement. L'état général est celui d'une femme chétive.

Nous trouvons les annexes saines, l'utérus douloureux, la cavité utérine ayant 8 cent. 1/2. Le col est celui d'une nullipare, pointu, un peu porté à gauche. Le fond de l'utérus est dévié à droite et en arrière, appuyant sur le sacrum, en rétroversion et même un peu en rétroflexion ; quelques adhérences réductibles l'attachent en arrière.

Le 30 mars 1900, curettage et cautérisation utérine. Hystéropexie vaginale par le procédé ordinaire : 2 valves vaginales, décollement de la vessie, sutures au catgut. Nous notons que le décollement de la vessie est laborieux et que cet organe adhère à la face antérieure de l'utérus sur une étendue de 4 centimètres environ. Suites normales, disparition des douleurs.

---

Nota : Les 6 observations plus récentes que je possède sont calquées sur les précédentes.

*116*